Génesis Andrea Bolívar Parada
Angélica Del Valle Mujica Medina

Seroprevalencia de enfermedades infecciosas

Génesis Andrea Bolívar Parada
Angélica Del Valle Mujica Medina

Seroprevalencia de enfermedades infecciosas

de transmisión sanguínea en donantes de banco de sangre del Hospital Coromoto: julio 2019-julio 2020

Editorial Académica Española

Imprint

Any brand names and product names mentioned in this book are subject to trademark, brand or patent protection and are trademarks or registered trademarks of their respective holders. The use of brand names, product names, common names, trade names, product descriptions etc. even without a particular marking in this work is in no way to be construed to mean that such names may be regarded as unrestricted in respect of trademark and brand protection legislation and could thus be used by anyone.

Cover image: www.ingimage.com

Publisher:
Editorial Académica Española
is a trademark of
Dodo Books Indian Ocean Ltd. and OmniScriptum S.R.L publishing group

120 High Road, East Finchley, London, N2 9ED, United Kingdom
Str. Armeneasca 28/1, office 1, Chisinau MD-2012, Republic of Moldova, Europe
Printed at: see last page
ISBN: 978-613-9-40663-0

AGRADECIMIENTOS

Agradecemos primeramente a Dios, por habernos dado la vida y permitirnos llegar a este momento de nuestra formación académica.

A nuestros padres, cuyo apoyo incondicional, paciencia y amor nos han llevado a ser las personas que somos hoy, y que nos motivaron constantemente para alcanzar este logro.

A nuestros seres queridos, familiares y amigos, quienes de muchas maneras estuvieron presentes durante el trayecto recorrido, ayudando siempre a aligerar la carga.

A nuestros tutores, colaboradores durante este proceso, quienes, con su orientación, conocimiento, y enseñanzas, permitieron el desarrollo de este trabajo.

A la Academia Militar de Medicina, por acogernos en su seno científico, y permitirnos adquirir los conocimientos para formarnos como Médicos Cirujanos Militares de excelencia.

Al Hospital Coromoto de Maracaibo, especialmente al Banco de Sangre, y a todos los profesionales quienes nos abrieron las puertas con la mejor disposición y nos ayudaron a completar este proyecto.

Sin todos ustedes, no habría sido posible lograrlo.

DEDICATORIA

A Dios, por permitirnos culminar con éxitos nuestra carrera, y por la fortaleza en cada instante.

A nuestros padres, con mucho amor y cariño, les dedicamos todo el esfuerzo y compromiso puesto para la realización de este trabajo.

A nosotras, como compañeras de tesis, por nuestro esfuerzo, dedicación, perseverancia y apoyo mutuo en cada altibajo durante esta carrera.

RESUMEN

La transfusión de sangre o sus derivados se ha convertido en una parte imprescindible para los entes prestadores de salud pública y, por lo tanto, para los bancos de sangre. Es por ello que actualmente se encuentra estipulado la realización obligatoria de pruebas de tamizaje de las unidades de sangre, para la detección de agentes potencialmente transmisibles por transfusiones, y que pueden ocasionar enfermedades si no se identifican oportunamente. La presente investigación es un estudio retrospectivo, con corte transversal, no experimental, descriptivo, cuya población total estuvo constituida por usuarios donantes voluntarios que acudieron al Banco de Sangre del Hospital Coromoto de Maracaibo en el período julio 2019- julio 2020, y que cumplieron los criterios de inclusión y exclusión del estudio. Se evaluaron 3846 pacientes, de los cuales 128 resultaron positivos (3,32%) para alguna de las pruebas serológicas realizadas en esta institución; asimismo, 63 serologías correspondían a Sífilis (49,2%), obteniendo el mayor número de casos; 53 muestras para antiHBc (41,4%); 6 a VIH (4,7%); 4 casos con HbsAg (3,1%); 3 serologías tanto para Chagas como VHC (2,3%); y por último HTLV-1 con 1 caso (0,8%).

Palabras clave: *transfusión, banco de sangre, donante, pruebas serológicas, sífilis.*

Correo: angelicamujica7@gmail.com/genesisbolivar10@gmail.com

ABSTRACT

The transfusion of blood or its derivatives has become an essential part for public health providers and, therefore, for blood banks. For this reason, it is currently stipulated that blood units be screened for the detection of agents potentially transmissible by transfusions, and that can cause diseases if they are not identified in a timely manner. This research is a retrospective, cross-sectional, non-experimental, descriptive study, whose total population was made up of voluntary donor who attended the Blood Bank of the Coromoto Hospital in Maracaibo in the period July 2019- July 2020, and who met the inclusion and exclusion criteria of the study. 3846 patients were evaluated, of which 128 were positive (3.32%) for some of the serological tests performed at this institution; Likewise, 63 serologies corresponded to Syphilis (49.2%), obtaining the highest number of cases; 53 samples for antiHBc (41.4%); 6 to HIV (4.7%); 4 cases with HbsAg (3.1%); 3 serologies for both Chagas and HCV (2.3%); and finally, HTLV-1 with 1 case (0.8%).

Key words: *transfusion, blood bank, donor, serological tests, syphilis.*
Email: angelicamujica7@gmail.com/genesisbolivar10@gmail.com

INDICE DE CONTENIDO

CAPÍTULO I

EL PROBLEMA

PLANTEAMIENTO DEL PROBLEMA

La sangre humana es la única fuente de eritrocitos, plaquetas, plasma, y que además incluye los factores de la coagulación. La transfusión es conocida como la manera más sencilla de trasplante de órgano ya que se transfiere de un donante a un paciente, para corregir temporalmente una deficiencia o alteración de una función[1].

Al tratarse de un proceso de trasplante, es importante realizar pruebas profilácticas en tanto el donador, como el receptor, para asegurar la compatibilidad entre estos y especialmente descartar procesos infecciosos que puedan ser transmitidos por medio de las transfusiones de sangre y sus derivados[2].

Es debido a esto que, los centros de salud, optaron por la creación de los conocidos bancos de sangre, los cuales son entes encargados de la regulación de estos hemoderivados, incluyendo el riguroso proceso de selección de donadores y las pruebas de tamizaje especificas utilizadas para confirmar la recepción y uso segura de la sangre.

Es por ello que, la transfusión de sangre o sus derivados se ha convertido en una parte imprescindible para los entes prestadores de salud pública y, por lo tanto, para los bancos de sangre; dado principalmente, por el incremento de accidentes y necesidades médicas, que son algunos de los elementos que han provocado la demanda creciente de sangre.

En tal sentido, actualmente se encuentra estipulado la realización obligatoria de pruebas de tamizaje de las unidades de sangre, para la detección de agentes potencialmente transmisibles por transfusiones, y que pueden ocasionar enfermedades si no se identifican oportunamente; algunos de ellos son: anticuerpos para el virus de inmunodeficiencia humana (VIH); anticuerpos para hepatitis C; antígenos de superficie para hepatitis B (HbAgS); serología para sífilis, entre otros[3].

Así pues, es importante conocer que la transmisión de agentes infecciosos a través de la transfusión de sangre puede ocurrir por cuatro razones. La primera, es la recolección de sangre durante el período de ventana, definido como el lapso durante el cual el donante está infectado con un virus, pero no presenta manifestación de signos o síntomas y los resultados de las pesquisas serológicas son negativos; para los virus de la inmunodeficiencia humana (VIH) y de la hepatitis B (VHB), por lo menos el 90 % del riesgo es atribuible al período de ventana, mientras que para el virus de la hepatitis C (VHC) es del 73 al 88 %. La segunda, es la existencia de donantes asintomáticos, portadores crónicos de una infección transmisible, con resultados persistentemente negativos en las pruebas de laboratorio. La tercera está dada por infecciones con mutantes o cepas no detectables por las pruebas. Por último, los errores técnicos en el laboratorio; este último factor es importante por depender del ser humano, por lo que debe ser objeto de una constante preocupación en vista del incremento de la automatización; se evita con la aplicación consecuente de una política de aseguramiento de la calidad. Para que el error humano sea de significación clínica, tiene que ocurrir que una muestra seropositiva se informe como no reactiva (falso negativo)[4].

Frente a lo expuesto, se entiende que la transmisión de patologías infecciosas mediante transfusiones constituye una de las amenazas más graves de salud pública, a efecto de que la sangre debería ser sometida a un proceso preciso de estudio para asegurar la estabilidad de calidad de la misma, y sistemáticamente se practique estudios serológicos. Todavía hay restricciones que aumenta los componentes de peligro de individuos seropositivos por altas frecuencia de transfusiones, constituyendo de esta forma un medio primordial de trasmisión.

Uno de los virus transmitidos por contacto con fluidos corporales es el virus de la hepatitis B, el cual podría ser positivo o negativo al antígeno de superficie (HBsAg); aunque, debido a los programas de tamizaje, su contagio por vía transfusional ha descendido notoriamente [5].

Por otro lado, las transfusiones son causantes de gran cantidad de casos de hepatitis C, problema importante de salud pública en el planeta, pues bastante más de la mitad de las personas que permanecen en contacto con el mismo desarrollan hepatitis crónica, logrando provocar luego cirrosis hepática y desarrollar un carcinoma hepatocelular, el más grande efecto de la misma. Asimismo, la utilización de drogas endovenosas, la ejecución de tatuajes, el peligro ocupacional y el comportamiento promiscuo heterosexual se hallan además entre los componentes de peligro. De igual forma, se ha predeterminado que al minimizar el número de transfusiones se disminuye el peligro de infección por el virus de hepatitis C[6].

Otra enfermedad de origen infeccioso es el Síndrome de Inmunodeficiencia Adquirida (SIDA); sin embargo, desde 1985 con el descubrimiento de que el VIH podía ser transmitido mediante transfusiones sanguíneas, las autoridades sanitarias enfocaron su atención hacia la detección en laboratorios y bancos de sangre, disminuyendo considerablemente la transmisión postransfusional[7].

Además, se puede señalar al HTLV-I (virus linfotrópico de células T del humano tipo 1) como uno de los agentes infecciosos capaz de transmitirse a través de la vía transfusional. Es fundamental conocer que el 90% de quienes portan este virus pueden permanecer asintomáticos; sin embargo, el otro 10% tiene la capacidad de desarrollar enfermedades que pueden ser muy severas, como el linfoma y la leucemia de células T del adulto[8].

De igual forma, se incluye a la sífilis como enfermedad infecciosa, endémica, crónica, con períodos asintomáticos, causada por el *Treponema pallidum*, una espiroqueta móvil altamente infectante. Aunque el contacto sexual es la forma más común de transmisión, también se requiere el análisis de anticuerpos para esta enfermedad antes de realizar una transfusión, ya que la transmisión de este microrganismo es posible a través de la administración de sangre o sus derivados; no obstante, es una complicación rara cuando se usa sangre conservada por más de 72 horas, puesto que se ha demostrado que el *T. pallidum* no sobrevive a la temperatura del refrigerador más allá de ese tiempo. Por el contrario, el peligro de transmisión de la sífilis existe cuando se transfunde sangre recién extraída[9].

Así pues, también la enfermedad de Chagas representa un serio problema de salud pública en muchos países de Latinoamérica. El parásito causante es el *Trypanosoma cruzi*, un protozoo flagelado. La transmisión de la enfermedad se lleva a cabo a través de las heces de los insectos vectores, las chinches de las especies *Triatoma maculata* y *Rhodnius prolixus* siendo este último el más común en Venezuela, conocido vulgarmente como "pito". La segunda fuente de transmisión son las transfusiones sanguíneas, en donde todos los componentes de la sangre son infectantes[10].

Es por ello, que se considera fundamental conocer aquellos estudios realizados tendientes a la epidemiología de estas infecciones en población donante de sangre, lo que de alguna manera se puede constituir en un reflejo del comportamiento epidemiológico en la población general.

Por todo lo antes mencionado, es incuestionable la responsabilidad que tienen los bancos de sangre; dependencias de salud que deben asegurar un producto sanguíneo que proporcione beneficios tanto para el receptor como para el donador. Es por ello, el Hospital Coromoto, ubicado en el municipio Maracaibo del estado Zulia, cuenta con un Banco de Sangre que cubre la demanda de todos los servicios médicos de los cuales dispone (Cirugía General, Caumatología, Cuidados Intensivos, Medicina Interna, Pediatría, Ginecología y Obstetricia, Hematología, Oncología y Nefrología, entre otros), en donde un gran porcentaje de pacientes requieren transfusiones de sangre y/o sus derivados. Este hospital tiene un área de influencia superior al millón de habitantes, atendiendo una cifra mayor a los 4 mil donantes de sangre por año. Por tal motivo, se realizará esta investigación, con la finalidad de determinar la prevalencia de seropositividad para enfermedades infecciosas de transmisión sanguínea, en donantes del Banco de Sangre del Hospital Coromoto de Maracaibo-Venezuela, atendidos desde Julio del 2019 hasta Julio del 2020.

FORMULACION DEL PROBLEMA

Expuesto el problema en torno al objeto de estudio, surge la formulación del problema mediante las siguientes interrogantes:

¿Cuál es la seroprevalencia de enfermedades infecciosas de transmisión sanguínea en donantes de banco de sangre del Hospital Coromoto de Maracaibo-Venezuela, en el periodo 2019-2020?

¿Cuál es la enfermedad infecciosa de transmisión sanguínea más prevalente en donantes de banco de sangre del Hospital Coromoto de Maracaibo-Venezuela, en el periodo 2019-2020?

¿Cuál es la seroprevalencia de enfermedades infecciosas de transmisión sanguínea en donantes de banco de sangre del Hospital Coromoto de Maracaibo-Venezuela, en el periodo 2019-2020 según sexo?

¿Cuál es la seroprevalencia de enfermedades infecciosas de transmisión sanguínea en donantes de banco de sangre del Hospital Coromoto de Maracaibo-Venezuela, en el periodo 2019-2020 según grupos etarios?

¿Cuál es la seroprevalencia de enfermedades infecciosas de transmisión sanguínea en donantes de banco de sangre del Hospital Coromoto de Maracaibo-Venezuela, en el periodo 2019-2020 según procedencia?

OBJETIVOS DE LA INVESTIGACION

OBJETIVO GENERAL

- ✓ Determinar la seroprevalencia de enfermedades infecciosas de transmisión sanguínea en donantes de banco de sangre del Hospital Coromoto de Maracaibo-Venezuela, en el periodo 2019-2020.

OBJETIVOS ESPECÍFICOS

1. Determinar la frecuencia de cada una de las enfermedades de transmisión sanguínea en donantes del banco de sangre del Hospital Coromoto de Maracaibo-Venezuela, en el periodo 2019-2020.
2. Determinar la seroprevalencia de enfermedades infecciosas de transmisión sanguínea en donantes de banco de sangre del Hospital Coromoto de Maracaibo-Venezuela, en el periodo 2019-2020 según sexo.
3. Conocer la seroprevalencia de enfermedades infecciosas de transmisión sanguínea en donantes de banco de sangre del Hospital

Coromoto de Maracaibo-Venezuela, en el periodo 2019-2020 según grupos etarios y precedencia más frecuente.

4. Establecer relación entre las enfermedades infecciosas de transmisión sanguínea en donantes de banco de sangre del Hospital Coromoto de Maracaibo-Venezuela, en el periodo 2019-2020 y las variables sociodemográficas de los mismos.

JUSTIFICACIÓN

Como bien es sabido, las transfusiones sanguíneas se han convertido en una parte imprescindible para los entes prestadores de servicios de salud pública y en general para los bancos de sangre, pues el incremento de accidentes y necesidades médicas son algunos elementos que han provocado la demanda creciente de hemoderivados.

Actualmente, se encuentra estipulado la realización obligatoria de pruebas de tamizaje de las unidades de sangre, para la detección de agentes potencialmente transmisible por transfusión tales como: los anticuerpos para el virus de inmunodeficiencia humana (VIH); anticuerpos para hepatitis C; antígenos de superficie para hepatitis B (HbAgS); serología para sífilis, y la enfermedad de Chagas, entre otros. Sin embargo, una atención cuidadosa de los problemas inmunológicos e infecciosos de la transfusión sanguínea reduce los riesgos inherentes a ellos, pero no puede eliminarlos totalmente.

Por lo tanto, se debe tomar en cuenta la importancia de conocer la seroprevalencia de marcadores infecciosos en la población donante, ya que esta radica en evitar la utilización de sangre no segura, y en lo posible, contar con hemoderivados seguros que se usarán y despacharán a los diferentes servicios que presta el Hospital a los afiliados y sus familiares. Ante esta realidad, la presente investigación expondrá la seroprevalencia de enfermedades infecciosas de transmisión sanguínea en donantes que acudieron al banco de sangre del Hospital Coromoto de Maracaibo-Venezuela, durante el periodo 2019-2020; además, la identificación de los marcadores infecciosos permitirá conocer cuál es la enfermedad trasmisible por vía sanguínea que prevalece con mayor frecuencia en dicha población.

Igualmente, la investigación planteada contribuirá a evidenciar la calidad del tamizaje serológico que se basa en la detención de agentes infecciosos. Asimismo, los resultados del estudio ayudarán a crear planes de vigilancia epidemiológica en la población afectada, además conocer la frecuencia donde se manifiestan los nuevos casos positivos relacionados con sexo, edad y procedencia, mejorando así los criterios para la aceptación de los donantes, y, por ende, disminuyendo el riesgo de transmisión de los agentes infecciosos antes indicados en dicha población.

Por otro lado, dicha información podrá ser utilizada por los directivos del Hospital Coromoto para la toma de decisiones en pro del mejoramiento de los servicios que brinda este centro de atención, así como para gestionar con organizaciones gubernamentales y no gubernamentales; con la finalidad de concientizar a la sociedad en temas inherentes a la donación voluntaria y relaciones sexuales de riesgo. Y que también los datos analizados sirvan como punto de referencia y para incentivar futuras investigaciones por los estudiantes de las carreras afines, personal de la salud interesados en la temática y otras unidades asistenciales que cuentan con bancos de sangre.

DELIMITACIÓN

El presente estudio de investigación se desarrollará temporalmente en el período enmarcado desde Julio del 2019 hasta Julio del 2020, en el banco de sangre del Hospital Coromoto de Maracaibo-Venezuela.

VIABILIDAD

Este estudio será viable, porque se cuenta con los recursos humanos, equipamiento y apoyo de las autoridades respectivas del Hospital Coromoto de Maracaibo, Edo. Zulia – Venezuela, para efectuar el mismo. Teniendo el sustento del departamento de Bioética de la institución quienes otorgaron la permisología para el desarrollo de esta investigación.

CAPITULO II

MARCO TEORICO

MARCO TEORICO CONCEPTUAL

ANTECEDENTES DE LA INVESTIGACION

Montero (Venezuela, 2019) *"Coinfecciones en donantes de sangre en banco de sangre del Hospital Coromoto: 2018-2019"*, llevó a cabo un trabajo de investigación no experimental, descriptiva, retrospectiva y transversal, en la cual se revisaron las historias de los donantes seropositivos para las enfermedades de transmisión sanguínea como Chagas, Sífilis, hepatitis B, hepatitis C, así como las transmitidas a través del VIH y HTLVI. De 11976 donantes atendidos durante el periodo de estudio 341 (2,85%) resultaron positivos para EITS, siendo más frecuente en el sexo masculino 316 (92,67%) y estos a su vez presentaron coinfecciones 10 (3,16%) la seropositividad mayormente encontrada fue para las pruebas de sífilis- Anti core 4 (1,27%), seguido de sífilis- HIV 2 (0,63%), sífilis-HBs-Ag 1 (0,32%), Chagas – Sífilis 1 (0,32%), Chagas - anti core 1 (0,32%) y Sífilis – HbsAg- anti core 1 (0,32%) lo que representa un 3,16% de total de la población[11].

Vizcaya-Rodríguez (Venezuela, 2019) *"Prevalencia de infecciones transmisibles por transfusión en el sur del estado Lara, Venezuela"*, realizó un trabajo de investigación cuyo objetivo fue determinar la prevalencia de cualquier infección de transmisión transfusional en los donantes de sangre que acudieron al Hospital Dr. Egidio Montesinos de la ciudad de El Tocuyo durante los años 2010-2017. En este estudio se analizaron 6440 sueros por medio de la prueba ELISA de diferentes compañías biotecnológicas, de los cuales 481 casos han sido reactivos a diferentes infecciones lo cual arroja un 7,47% de prevalencia a cualquier infección de transmisión transfusional; consiguiéndose una seroprevalencia de 0,66% para el HBsAg, para el anti-HBc (5,34%), para VHC (0,17%), para infección por *Trypanosoma cruzi* (0,42%), para infección por *Treponema pallidum* (0,61%) y para VIH (0,26%). No se encontró ningún caso reactivo para HTLV[12].

Badaraco (Venezuela, 2017) *"Factores de riesgo de infecciones de transmisión sexual en donantes de sangre del Hospital Coromoto de Maracaibo año 2016-2017"* que realizó un trabajo de investigación de tipo descriptivo, prospectivo y transversal; con la aplicación de cuestionarios precisándose que la mayoría de estas infecciones ocurren en hombres jóvenes y adultos tempranos, a través de conductas sociales y sexuales inadecuadas. Se estudió una población de 12.816 donantes que acudieron al banco de sangre del Hospital Coromoto de Maracaibo, durante este periodo de tiempo; de los cuales 540 resultaron positivos a alguna de las pruebas serológicas, ya sea VIH, Sífilis o VHB, y solo 264 participaron en las encuestas realizadas. Los resultados fueron que 81% de los donadores fueron hombres en edades comprendidas entre 13-30 años; 4,21% de los sujetos resultaron positivos a una o varias de las pruebas, siendo la más frecuente el VHB con el 2% de los donantes, seguido de la sífilis en 1,74%y por último la infección por VIH presente solo en 0,40%[13].

Urrutia Jiménez (México, 2016) *"Seroprevalencia y características sociodemográficas de importancia en donantes de sangre con pruebas de tamizaje reactivas a los virus VHB, VHC y VIH, en el Banco Central de Sangre CMN La Raza"*. Quien realizó un estudio observacional, retrospectivo, transversal, descriptivo; con el fin de conocer la seroprevalencia y las características sociodemográficas de los donadores que presentan pruebas de tamizaje reactiva a los virus VHB, VHC y VIH en el Banco Central de Sangre Centro Médico Nacional La Raza, se analizaron 500.473 donadores del BCS CMN LA RAZA, durante el periodo de enero del 2011 a diciembre del 2015. La seroprevalencia mas alta se observó para el VHC con 0,055%, seguida del VIH con 0,039% y por último el VHB con 0,027%. Las características sociodemográficas con mayor importancia en los donantes con serología positiva a los agentes virales estudiados fueron grupo etario, escolaridad y estado civil. Los virus hepatotropos presentas características similares, como lo son la edad mayor a 41 años, el estado civil casado, y la escolaridad secundaria. Mientras el VIH tiene un comportamiento diferente con mayor frecuencia en el grupo de menores de 40 años, estado civil soltero y escolaridad superior[14].

Daza Bolaño, N. (Colombia, 2016). *"Prevalencia de infecciones en donantes de sangre en la Universidad Industrial de Santander versus parques de la ciudad de Bucaramanga, 2014"* se realizó un estudio transversal en el cual se evaluaron 3758 resultados de donaciones de sangre en campañas de captación en los parques Plaza Cívica, Santander y San Pío del área metropolitana de Bucaramanga. Posteriormente fueron analizadas en el banco de sangre del Hospital Universitario de Santander, para determinar la prevalencia de infecciones de transmisión por transfusión sanguínea, analizadas en el estudio; sífilis, Virus Linfotrópico de Células T Humanas, VIH, Chagas, Hepatitis B y C. Obteniendo los resultados: de 187 serologías positivas en total, con 78 casos positivos de sífilis, 20 de Chagas, 81 de Hepatitis B, 13 de Hepatitis C, 6 de VIH, y 10 de HTLV[15].

Salas Ponce, P. (Perú, 2015) *"Seroprevalencia de marcadores de infecciones transmisibles por vía transfusional en el Banco de Sangre del Hospital Nacional Arzobispo Loayza en el periodo Enero 2011 y Diciembre 2014."* Los resultados muestran que la población de base estuvo conformada por 34245 donantes, 8,97% presentaron al menos una prueba positiva de tamizaje. Los marcadores más prevalentes fueron HBcAc (4,6%), sífilis (1,88%) y HTLV (0,89%), seguido de VIH (0,17%), antígeno de superficie de Hepatitis B (0,36%), Chagas (0,25%), Hepatitis C (0.82%). Concluyó que las prevalencias encontradas coinciden a lo reportado en otros estudios nacionales[16].

Concepción-Zavaleta, M (Perú, 2014) *"Frecuencia de marcadores serológicos de infecciones transmisibles por transfusión sanguínea en donantes voluntarios en un hospital de Trujillo, Perú 2014"*. Diseñaron un estudio transversal, en el cual evaluaron 6.000 donantes, de los cuales, por autoexclusión y examen físico, quedaron 4.000 donantes, de los cuales 10% fueron donantes voluntarios, por lo cual se consideró 418 donantes voluntarios como tamaño muestral en el estudio. Los resultados evidenciaron una tasa de prevalencia de seropositividad en donantes de sangre de 2,4 %. El virus de la hepatitis B tuvo la más alta prevalencia con una tasa de 1,44 %. La segunda causa más frecuente de seropositividad fue la sífilis, con una tasa de prevalencia de 0,72 %. Las tasas de prevalencia del virus VIH, VHC y HTLV I-II fueron de 0,24% para cada uno.

La tasa de prevalencia de la enfermedad de Chagas fue del 0%. Por lo tanto, se concluye que la prevalencia de las enfermedades transmisibles por transfusión sanguínea la localidad no difiere significativamente de la encontrada en el resto de hospitales del país[17].

Jeél Moya y Edward Julcamanyan. (Perú, 2014) *"Seroprevalencia de marcadores infecciosos causantes de pérdidas de hemodonaciones en el Servicio de Banco de Sangre del Hospital Nacional Docente Madre Niño San Bartolomé de enero 2008 a diciembre del 2013"* Objetivo: Determinar la seroprevalencia de marcadores infecciosos causantes de pérdidas de hemodonaciones en el Servicio de Banco de Sangre del Hospital Nacional Docente Madre-Niño San Bartolomé de enero 2008 a diciembre del 2013. Material y Métodos: Estudio retrospectivo, de corte transversal, descriptivo. El criterio de inclusión fue hemodonaciones completas sin complicaciones que cumplían con los criterios de calidad y normatividad del PRONAHEBAS. El análisis de datos se realizó en tres procesos básicos: codificación, tabulación y construcción de tablas y gráficos. La técnica utilizada para la verificación estadística de los resultados fue mediante el analizador estadístico SPSS versión 20.0. Resultados: Los hallazgos fueron: 4,63% para HBcAb, 1,78% para sífilis, 1,21% para HTLV I-II, y 5,31% para otros marcadores serológicos de un total de 11399 donaciones completas. La prevalencia general fue de 9,36% para todos los marcadores, lo cual ocasiono una pérdida de 1016 donaciones; 457,2 Litros de sangre y 61.893,28 USD perdidos. Las asociaciones entre marcadores infecciosos más frecuentes fueron: HBcAb con sífilis y HBsAg y los tres componentes que explican la varianza fueron asociados por cronicidad y epidemias concentradas en poblaciones, por exposición ocupacional y por relación subrogante. Conclusión: La prevalencia hallada demostró la mala calidad de donantes de sangre y el gran impacto económico por hemoderivados desechados muestran las limitaciones en la cadena de donación. Por lo que es conveniente continuar con las campañas de educación sanitaria, las buenas prácticas en medicina transfusional y la selección de donantes de sangre para prevenir las infecciones transmisibles por transfusión, aumentar el suministro de sangre sin poner en riesgo al receptor y sin nuevas donaciones, asimismo reducir el costo económico perdido por donación[18].

Flores Pichardo (México, 2014) *"Prevalencia de hepatitis B en donantes de sangre total del Banco de Sangre del Hospital General Regional 25 identificados a través de pruebas simultáneas de HBsAG y Anti-HBc"* Se trata de un estudio observacional, comparativo, transversal, retrospectivo en el que se realizó una revisión de los resultados de serología viral de los donantes de sangre total del BSHGR25, teniendo como resultados que durante el periodo de estudio comprendido entre enero 2005 a diciembre de 2012, se registraron 47.012 donantes en el BSHGR25, de los cuales 71 presentaron reactividad a HBsAg, calculando una prevalencia de 0,15% de donantes con reactividad a este marcador[19].

Ortiz Arauz (Ecuador, 2014). *"Seroprevalencia de enfermedades infecciosas de transmisión sanguínea en donantes que asisten banco de sangre del hospital maternidad Enrique C. Sotomayor de enero 2006 a diciembre del 2012"* Esta investigación se realizó con el objetivo de establecer la seroprevalencia de marcadores infecciosos de muestras de sangre de 68.909 donantes aparentemente sanos que acudieron al Banco de Sangre de Maternidad Enrique C. Sotomayor de Guayaquil desde enero de 2006 hasta diciembre 2012. Se realizó un análisis estadístico del software del Banco de Sangre de la Junta de Beneficencia de Guayaquil, se incluyeron todos los donantes de las cuales 2226 fueron positivas para algún patógeno, las muestras fueron analizadas por el método de ELISA de tercera y cuarta generación para identificar antígeno de superficie (HBsAg), anticuerpos del virus de hepatitis C (VHC), anticuerpos del virus de inmunodeficiencia humana (VIH), anticuerpos Citomegalovirus (CMV), anticuerpos contra el *Trypanosoma cruzi* y anticuerpos treponémicos contra la Sífilis (VDRL). Resultados: Se determinó la siguiente prevalencia: VDRL (1,23%), VHC (0,32%), VHB (0,58%), CMV (0,26%), VIH (0,37%) y Enfermedad de Chagas (0,46%). Además, la población clasificada como de alto riesgos de transmisión de infecciones provenía de la provincia del Guayas y del género masculino[20].

BASES TEÓRICAS

ENFERMEDADES INFECCIOSAS DE TRANSMISION TRANSFUSIONAL

El riesgo por transfusión sanguíneas de enfermedades infecciosas bacterianas es más frecuente en países desarrollados, pero, para los países en vías de desarrollo, la incidencia es igual para cualquier agente infeccioso sea viral, bacteriano o parasitario; esto se debe a la diversidad geográfica, tipos de hábitat y grupos poblacionales, donde se han realizado estudios y el porcentaje de infecciones por vía transfusional de sangre y sus derivados, no es muy alentador[16].

Los primeros casos de transfusión de infecciones virales en el mundo, fueron reportados en 1943 y los estudios de laboratorio para el tamizaje de sangre iniciaron en 1969, con la identificación del antígeno de superficie del virus de la hepatitis B (VHB) pero en la actualidad, la transfusión de componentes sanguíneos aún no puede realizarse sin algún riesgo residual[21].

Aunque no ha sido posible el control total para evitar la transmisión de infecciones por vía transfusional, la Organización Mundial de la Salud, (OMS) ha sido vigilante de que se cumpla el tamizaje de marcadores infecciosos obligatorio, de todo material sanguíneo y sus hemoderivados, provenientes de donantes voluntarios, y que sea de prioridad el procesamiento para determinar: antígeno superficial del virus de la hepatitis B (AgHBs) y antígeno Core (anti-HBc), anticuerpos contra VIH tipo I y/o II (anti-VIH1 y anti-VIH 2), anticuerpos contra el virus de la hepatitis C (anti-VHC) y serología de Sífilis[21].

Asimismo, es fundamental tomar en cuenta la falta de programas y educación a las poblaciones por los organismos locales encargados de la salud, sobre este tipo de enfermedades de transmisión transfusional, que por lo general son también de transmisión sexual; es lo que hace que cada día el número de infectados por vía transfusional se eleve sin que haya compromiso real de parte de estos organismos como de los individuos de la comunidad afectada. Por tal efecto, con un mejor control de enfermedades transmisibles por vía transfusional, se puede contar con este método terapéutico que ayuda salvar vidas, pues es un mecanismo utilizado en situaciones de emergencia en las Instituciones hospitalarias del mundo[21].

Otro aspecto de importancia es, que las infecciones por vía transfusional son muy variadas y si se hace una revisión, es claro como en estudios realizados y publicados se reportan 4 nuevos virus desde el año 1995 los cuales también son transmisibles por transfusión sanguínea como son el virus de la Hepatitis G (VHG, virus transmisible por transfusión (TTV), el virus del herpes humano tipo 8 (HHV-8) y el SEN-V2[22].

Entre el grupo de agentes biológicos que cumplen con criterios para ser agrupados como microrganismos causantes de infecciones por transmisión transfusional tenemos, a Virus: Virus de la hepatitis B (VHB), virus de la hepatitis C (VHC), virus de la hepatitis A (VHA), virus de la hepatitis D (VHD), virus de la hepatitis E (VHE), virus de inmunodeficiencia humana (VIH 1 y 2), HTLV I/II, citomegalovirus, Epstein-Barr (VEB), parvovirus B 19, SARS, TTV, virus de oeste del Nilo; Parásitos: *Plasmodium, Tripanosoma cruzi, Babesia microfti, Leishmania, Toxoplasma gondii*; Bacterias: *Staphylococcus aureus, B. difteroides*, micrococos, *Pseudomonas aeruginosa*, acromobacterias, coliformes, *Salmonella, Yersinia enterocolitica, Serratia marsenses, Treponema pallidum, Brucella, Borrelia burgdorferi*; Otros: Priones[23].

En el presente estudio cuando se mencionan las enfermedades de transmisión transfusional se hace referencia a las enfermedades de tamizaje obligatorio producidas por agentes biológicos como es el VIH, el virus de hepatitis B, el virus de hepatitis C, el HTLV-1, la espiroqueta *Treponema pallidum* y el parásito *Tripanozoma cruzi* y de los cuales se hace una revisión a continuación:

VIRUS DE INMUNODEFICIENCIA HUMANA (VIH)

Es un Lentivirus que tiene predilección por infectar a los linfocitos CD4, presenta una replicación agresiva y se hace crónico. Debido al linfotropismo que presenta, desencadena una marcada inmunosupresión en el huésped, no tanto por la destrucción de los linfocitos CD4, sino, por la interferencia que ocasiona en el sistema inmunitario, ocasionando infecciones por gérmenes oportunistas, alteraciones neurológicas y cáncer, lo que se conoce como el síndrome de inmunodeficiencia (SIDA)[24].

La fisiopatogenia se desarrolla a partir de la entrada del virus a la célula y la interacción con los receptores CD4 y de quimiocinas CCR5 o CXCR4; inicialmente interacciona con gp120 y receptor CD4 induce cambios conformacionales y expone dominio V3 que forman el dominio de unión de gp120 y receptores de quimiocina; esto hace que se produzcan nuevos cambios en la estructura de gp41 que expone la región N-terminal y le permite anclarse a la membrana plasmática. Una vez fusionadas las membranas viral y celular, se produce la internalización de la nucleocápside y la liberación del genoma vírico[24].

El proceso de síntesis de ADN a partir del ARN viral o retrotranscripción es realizado por el complejo enzimático de la transcriptasa inversa, pero, en un linfocito no activado, la retrotranscripción se produce de forma incompleta y son degradados entre 3 y 15 días por las nucleasas celulares. Es necesario activar la célula infectada para que finalice la síntesis; una vez completado, el ADN proviral, se forma el complejo preintegracion el cual es transportado al núcleo de la célula del hospedador, quedando integrado al genoma y formando el provirus del VIH. El ADN no integrado que es aproximadamente el 90% del ADN viral, constituye el reservorio en los linfocitos circulantes, a la espera de activación, para completar el ciclo[24].

El principal factor celular que interviene en el paso de la fase de latencia viral a la de reactivación es NF-κB, una familia de proteínas que regulan la expresión de múltiples genes celulares que participan en los procesos de reconocimiento y activación inmunitarios. Este factor no existe en forma activa en los linfocitos CD4 en estado de reposo y es inducido en el curso de los procesos de activación inmunológica[24].

VIRUS DE LA HEPATITIS B

El Virus de la *hepatitis B* es un virus ADN hepatotropico, pertenece a la familia *Hepadnaviridae*. Tiene la capacidad de infectar a seres humanos, siendo el hombre el único reservorio con capacidad de infección a otros; tiene forma de esfera con una cubierta lipoproteína formada por diversas proteínas, entre las que la mayoritaria es el antígeno de superficie S (HBsAg). Esta cubierta rodea la cápside formada por el antígeno del *Core* (HBcAg) y una serie de proteínas parecidas al HBcAg que se excretan de forma soluble, formadas por el antígeno e (HBeAg). La cápside engloba al genoma del virus, la ADN polimerasa[25].

El VHB entra en el hepatocito por la unión de las proteínas de la superficie a receptores de la propia célula, liberándose posteriormente la cápside en el citoplasma. En el citoplasma se descapsida el virus y su DNA es transportado al núcleo. Inicialmente se convierte en DNA circular de cadena doble cerrada por enlaces covalentes (DNAccc) debido a la acción de polimerasas del virus y del huésped[25].

La infección por el virus de la hepatitis B es una de las enfermedades infecciosas más frecuentes en el mundo y con una mayor distribución geográfica. El VHB es responsable de una tasa alta de morbilidad y mortalidad mundial ya sea por infección aguda (hepatitis fulminante) o crónica (cirrosis o hepatocarcinoma) presenta unos patrones serológicos determinados según la fase de infección en la que se encuentre. Los marcadores serológicos utilizados de forma rutinaria se determinan mediante enzimoinmunoensayo (ELISA) e incluyen: HBsAg, anti-HBs, anti-HBc (total e IgM), HBeAg y anti-HBe[25].

VIRUS DE LA HEPATITIS C

El virus de la *Hepatitis C* es un virus RNA, de la familia *Flaviviradae*, genero *Hepacivirus*, cuya replicación es exclusiva en los hepatocitos y como no es un virus citopático, adquiere la particularidad de ser un virus que ocasiona enfermedad crónica persistente. El virión del VHC tiene un genoma RNA, rodeado por una cápside icosaédrica (Core) y una envoltura que contiene 2 glucoproteínas, E1 y E2. Las partículas virales tienen 50 nm aproximadamente de diámetro y el Core en torno a los 30 nm; El RNA funciona como mensajero y su traducción conduce a un precursor poliproteico a partir del cual se producen las distintas proteínas funcionales, estructurales y no estructurales, por la acción de proteasas celulares y de codificación vírica[26].

Una característica muy importante del VHC es la variabilidad genética o alto grado de heterogeneidad en las secuencias genómicas y, por lo tanto, de las proteínas codificadas. Esta particularidad del virus lo hace persistente a diseño de vacunas y diseño e interpretación de los métodos diagnósticos. Para la detección de anticuerpos se usan normalmente técnicas enzimoinmunoensayo (EIA), ya que no resultan costosas, son cómodas de realizar y, además, están adaptadas a sistemas automatizados de hoy día; en cuanto a métodos moleculares, las pruebas cuantitativas de medición de la carga vírica y la detección de genotipos se usan para evaluar la enfermedad por el VHC y para establecer un pronóstico sobre la eficacia del tratamiento y para monitorizar la respuesta a éste[26].

VIRUS LINFOTRÓPICO HUMANO TIPO 1 (HTLV-1)

El virus linfotrópico humano tipo 1 (HTLV-1), pertenece a la familia *Retroviridae* y a la subfamilia *Oncovirinae*, el cual es característico por el compromiso a los linfocitos CD4, por lo cual se relaciona con complicaciones como el linfoma y la leucemia de células T en el adulto. Particularmente, la concentración del virus en plasma es bastante baja, por lo cual el contagio se lleva a cabo cuando hay contacto con linfocitos infectados, que puede ser a través de la lactancia materna prolongada, las relaciones sexuales y las transfusiones sanguíneas[8].

Es bien sabido que su principal complicación son las enfermedades neoplásicas; no obstante, al interferir con la reproducción de los linfocitos T, puede causar diversas patologías inflamatorias a consecuencia de esta disfunción (como paraparesia espástica tropical, uveítis, tiroiditis y alveolitis), así como complicaciones infecciosas (estrongiloidiasis, sarna, tuberculosis, entre otros)[8].

Treponema pallidum (SIFILIS)

Treponema pallidum subespecie *pallidum*. Es una espiroqueta muy fina, que no puede observarse por tinción de Gram; *T. pallidum* no se desarrolla en medios de cultivo bacteriológico, es sensible a la desecación y es inactivado rápidamente por agentes desinfectantes. Este microorganismo tiene la peculiaridad de que no es citopático, posee lipopolisacáridos (LPS) atóxicos y no posee exotoxinas, ni libera productos con actividad enzimática[27].

Su mecanismo de evasión está representado por la capacidad que tiene para formar una capa insolítica y cubrirse con las proteínas del hospedador y así poder evadir al sistema inmunológico. Se adhiere a la fibronectina de los monocitos por medio de una adhesina que posee y esta unión hace que se activen moléculas de adhesión de los monocitos y el inicio de un proceso que conlleva a la endoarteritis obliterativa de pequeños vasos. La unión de estos receptores, producen una respuesta del sistema inmunológico del huésped, donde desconoce su propia fibronectina, se genera respuesta humoral, anticuerpos que atacan los tejidos del hospedador y así el *Treponema pallidum* tiene la capacidad de atravesar tejidos, incluyendo placenta[27].

Trypanosoma cruzi (ENFERMEDAD DE CHAGAS)

La enfermedad de Chagas (también conocida como Tripanosomiasis americana) se puede describir como una parasitemia ocasionada por el protozoario *Trypanosoma cruzi*. La principal vía de transmisión es a través de triatominos como *Rhodnius prolixus, Triatoma maculata* y *Panstrongylus geniculatus*, principalmente en Venezuela[28].

Esta forma de transmisión se da por el contacto de la materia fecal del triatomino, que contiene parásitos, ya sea con el orificio de la piel producido por la picadura del insecto para succionar sangre, o por el depósito de heces sobre mucosas del huésped. La transmisión oral también es posible, a través de la ingesta de alimentos contaminados. Asimismo, existen otras vías como la transfusión sanguínea, transmisión congénita, trasplante de órganos y la relacionada con accidentes de laboratorio u ocupacionales en trabajadores de la salud[28].

TERMINOS BASICOS

INFECCION: Fenómeno que se da en presencia de un agente patógeno, caracterizado por una respuesta inflamatoria a la presencia de microorganismos, o la invasión de tejidos normalmente estériles del huésped por estos[29].

INFECCION DE TRANSMISION TRANSFUSIONAL: Las infecciones transmisibles por transfusión para agruparlas en esta categoría y que representen un peligro para la salud pública ha de reunir ciertas características biológicas, entre otras, Debe estar presente en la sangre y transmitirse por vía parenteral de un modo eficaz, que pertenezca al grupo de enfermedades endémicas en la población de donantes, este debe ser un agente biológico estable en las condiciones de conservación de los componentes sanguíneos y el agente biológico debe causar una enfermedad definida[30].

DONANTE VOLUNTARIO: Un donante voluntario es una persona con un sentido social y empático, que comprende la necesidad de las donaciones de sangre, que dona sangre, plasma o derivado sanguíneo por decisión y voluntad, sin percibir ningún pago ni recompensa. Su motivación es ayudar al prójimo y no obtiene ningún beneficio personal[17].

MARCO TEORICO OPERACIONAL

HIPOTESIS

Las enfermedades infecciosas de transmisión sanguínea son frecuentes en donantes de sangre del Hospital Coromoto de Maracaibo, en el período julio 2019 a julio 2020.

SISTEMA DE VARIABLES

Variables Dependientes: Serología para VIH, HBsAg, anti-HBc, VHC, HTLV-1, sífilis y Chagas.

Variables Independientes: edad, sexo, procedencia.

ENFERMEDADES DE TRANSMISIÓN TRANSFUSIONAL

Definición Conceptual: Según la Organización Mundial de la Salud (OMS) y la Organización Panamericana de la Salud (OPS) se consideran enfermedades de transmisión transfusional, los procesos infecciosos transmitidos por medio de sangre y hemoderivados siendo de mayor relevancia por ser un problema de salud pública, el Virus de inmunodeficiencia Humana (VIH), virus de la Hepatitis B (VHB), virus de la Hepatitis C (VHC), Virus linfotrópico humano tipo 1 (HTLV-1), Sífilis (*Treponema pallidum*) y Enfermedad de Chagas (*Tripanosoma cruzi*).

Definición Operacional: Muestras de donantes voluntarios aparentemente sanos Seropositivas para Virus de Inmunodeficiencia Humana (VIH), Virus de Hepatitis B (VHB), virus de Hepatitis V (VHC)

Virus linfotrópico humano tipo 1 (HTLV-1), *Treponema pallidum* y *Trypanosoma cruzi.*

VIRUS DE INMUNODEFICIENCIA HUMANA (VIH)

Definición Conceptual: El virus de la inmunodeficiencia humana (VIH) es un lentivirus de la familia *Retroviridae*, causante del Síndrome de Inmunodeficiencia Adquirida (SIDA). La infección se caracteriza por una progresiva depresión del sistema inmunitario debido al ataque del virus a las células del organismo hospedador, principalmente a los linfocitos T CD4+. Se conocen dos cepas en el mundo, el VIH1 y el VIH-2. El virus ha sido aislado en la mayoría de fluidos corporales humanos[24].

Definición Operacional: El virus de Inmunodeficiencia humana (VIH) consta de dos cepas reconocidas (VIH-1 y VIH-2). El diagnóstico se realizará en el momento en que de reacción positiva a la prueba ELISA de cuarta generación (VIH) en dos oportunidades, según marca disponible en el Banco de Sangre del Hospital Coromoto de Maracaibo (por ejemplo: Litmus®, Stadia®, Bioline®, Murex®).

VIRUS DE HEPATITIS B (VHB)

Definición Conceptual: La hepatitis B es una infección hepática potencialmente mortal causada por el virus de la hepatitis B (VHB). Puede causar hepatopatía crónica y conlleva un alto riesgo de muerte por cirrosis y cáncer hepático. El virus se transmite por contacto con la sangre u otros líquidos corporales de una persona infectada[25].

Definición Operacional: La infección por el virus de la Hepatitis B (VHB) es caracterizada por altos niveles séricos de ADN del VHB; el diagnóstico de la hepatitis B aguda se basa en la detección del HBsAg y del anti-HBc, según marca disponible en el Banco de Sangre del Hospital Coromoto de Maracaibo (por ejemplo: Litmus®, Stadia®, Bioline®, Murex®).

VIRUS DE HEPATITIS C (VHC)

Definición Conceptual: El virus de la Hepatitis C (VHC) tiene un genoma RNA, de la familia *Flaviviridae,* rodeado por una cápside icosaédrica (Core) y una envoltura que contiene 2 glucoproteínas, E1 y E2. Debido a su capacidad para persistir aún en presencia de una buena respuesta inmune humoral y celular del huésped, consecuencia de la alta tasa de mutaciones que facilita mecanismos de escape como a la elevada producción y aclaramiento de viriones de VHC, es considerado una infección severa[26].

Definición Operacional: Por método ELISA de cuarta generación, según marca disponible en el Banco de Sangre del Hospital Coromoto de Maracaibo (por ejemplo: Litmus®, Stadia®, Bioline®, Murex®).

HTLV-1

Definición Conceptual: El HTLV-1 pertenece a la familia *Retroviridae* y a la subfamilia *Oncovirinae*, y se caracteriza por el compromiso a los linfocitos CD4, por lo cual se relaciona con complicaciones neoplásicas, así como síndromes inflamatorios y complicaciones infecciosas en una minoría de pacientes que pueden presentar manifestaciones[8].

Definición Operacional: se detectan los anticuerpos contra el virus a través de pruebas ELISA de cuarta generación, según marca disponible en el Banco de Sangre del Hospital Coromoto de Maracaibo (por ejemplo: Litmus®, Stadia®, Bioline®, Murex®).

SÍFILIS

Definición Conceptual: La sífilis es una enfermedad infecciosa con afectación sistémica causada por el microorganismo *Treponema pallidum* subespecie *pallidum*, perteneciente al Orden *Spirochaetales*, familia *Spirochaetaceae*. La infección causada es la sífilis, la cual puede ser adquirida por contacto sexual, de forma congénita a través de la placenta, por transfusión de sangre humana contaminada y por inoculación accidental directa[27].

Definición Operacional: se hace la detección de los anticuerpos contra la espiroqueta mediante ELISA de cuarta generación, según marca disponible en el Banco de Sangre del Hospital Coromoto de Maracaibo (por ejemplo: Litmus®, Stadia®, Bioline®, Murex®).

ENFERMEDAD DE CHAGAS

Definición Conceptual: La tripanosomiasis, está causada por el protozoario *Tripanosoma cruzi*. Esta patología se caracteriza por una presentación clínica aguda que puede ser sintomática, oligosintomática o asintomática. En los casos crónicos, puede evidenciarse manifestaciones cardiológicas, digestivas y neurológicas[28].

Definición Operacional: el método para la detección del parásito es con ELISA de cuarta generación, según marca disponible en el Banco de Sangre del Hospital Coromoto de Maracaibo (por ejemplo: Litmus®, Stadia®, Bioline®, Murex®).

SISTEMATIZACION DE VARIABLES

Objetivo General: Determinar la seroprevalencia de enfermedades infecciosas de transmisión sanguínea en donantes de banco de sangre del Hospital Coromoto de Maracaibo-Venezuela, en el periodo julio 2019 hasta julio 2020

Objetivos	Variables	Dimensiones	Indicadores	Categorías
Determinar la frecuencia de cada una de las enfermedades de transmisión sanguínea en donantes del banco de sangre del Hospital Coromoto de Maracaibo-Venezuela, en el periodo 2019-2020.	Enfermedades de transmisión transfusional VHB VHC VIH HTLV-1 SIFILIS CHAGAS	Indicadores Inmunológicos y Serológico	ELISA	Cualitativo POSITIVO NEGATIVO

Determinar la distribución de los donantes con serología positiva a las infecciones de transmisión sexual según el sexo.	Sexo	Encuesta	Masculino Femenino	Cualitativo
Determinar la distribución de los donantes con serología positiva a las infecciones de transmisión sexual según la edad	Edad en años	Encuesta	Grupos etarios	Cualitativo
Determinar la distribución de los donantes con serología positiva a las infecciones de transmisión sexual según procedencia.	Procedencia por municipios o estados	Encuesta	Municipio del estado Zulia de donde procede	Cualitativo
Determinar si existe relación entre la presencia de enfermedades infecciosas de transmisión sanguínea en	Relación entre las variables	Relación entre las variables	Chi cuadrado	Cualitativo p<0,05

donantes de banco de sangre del Hospital Coromoto de Maracaibo-Venezuela, en el periodo julio 2019 hasta julio 2020 y las variables sociodemográficas de los mismos		cualitativas Correlación	Correlación de Spearman	Directa Indirecta

CAPÍTULO III

MARCO METODOLÓGICO

TIPO DE INVESTIGACIÓN

La presente investigación es un estudio retrospectivo, con corte transversal, no experimental, descriptivo.

DISEÑO DE LA INVESTIGACIÓN

El diseño de investigación es no experimental y transversal.

POBLACIÓN Y MUESTRA

La población total está constituida por usuarios donantes voluntarios que acuden al Banco de Sangre del Hospital Coromoto de Maracaibo en el período julio 2019- julio 2020. Que cumplan los criterios de inclusión y exclusión del estudio.

RECOLECCIÓN DE DATOS

CRITERIOS DE INCLUSIÓN Y EXCLUSIÓN:

CRITERIOS DE INCLUSIÓN

- De ambos géneros sin distinción de grupo étnico.
- Individuos con un peso mayor de 55 Kg.
- Edad comprendida entre 18 y 60 años.
- Sin patologías asociadas: cardiovascular, metabólica, autoinmune.
- Que firmen el consentimiento informado.

CRITERIOS DE EXCLUSIÓN

- Donantes menores de 18 años y mayores de 60 años.
- Individuos con peso menos de 55 Kg
- Con historia clínica de alguna enfermedad de transmisión sexual.
- Individuos con tatuajes y/o piercings.
- Mujeres, no estar embarazadas, lactando o menstruando
- Que expresen su deseo de no continuar en el estudio.

INSTRUMENTOS

En esta investigación se elaboró una ficha de recolección de datos que incluían: Historia clínica: edad, género, lugar de residencia, exámenes de laboratorio.

PROCEDIMIENTO Y MÉTODOS

RECOLECCION DE MUESTRA

Las muestras de sangre fueron obtenidas por punción venosa, recolectadas en tubos sin anticoagulantes y centrifugada a 3000 r.p.m durante 10 minutos para la obtención del suero y análisis posterior.

ANALISIS DE DATOS

Los resultados obtenidos fueron vaciados en una data de Excel para su posterior análisis estadístico. Se calculó el promedio, y desviación estándar de los valores cuantitativos y cualitativos. Los resultados definitivos son expresados en gráficos, mediante número, porcentaje y valores absolutos. Las variables cualitativas se analizaron a través de la prueba de chi cuadrado de Pearson. Se tomó como índice de confianza el 95% y se considerará como significativo un valor de probabilidad menor a 0,05 ($p<0,05$). Para ello, se empleó el programa estadístico SPSS para Windows, versión 21.0, 2014. Chicago, Illinois, USA.

CONSIDERACIONES ÉTICAS

Esta investigación cumple con los cuatro principios de la bioética, los cuales fueron establecidos por Beauchamp y Childress en 1979 con la finalidad de regular el respeto al ser humano y todos los derechos propios de este.

En este orden de ideas, el primer principio, el respeto a la autonomía, se cumplirá ya que se respetará la privacidad de los individuos que formarán parte de este estudio, ya que no se revelarán los datos personales de estos y además se les participó de la utilización de los datos arrojados mediante un consentimiento informado.

El siguiente de los principios, la no maleficencia, se ejecutará al no ejercer intencionalmente muerte, dolor, ofensas o sufrimientos a los donantes que formarán parte de estudio.

Siguiendo con la justicia, ya que todos los datos recolectados en esta investigación, se harán sin distinción de género, etnia, cultura, ideología o clase social, brindando a todos los donantes las mismas condiciones.

Y por último, el fundamento de la beneficencia, ya que los resultados de esta investigación serán útiles tanto para los entes prestadores de salud pública y las autoridades de vigilancia epidemiológica, quienes conjuntamente podrán brindar atención a las comunidades más afectadas por estas enfermedades.

El estudio será revisado y buscando la aprobación del Comité de Bioética de la Academia Militar de Medicina (AMMED) Y del Hospital Coromoto de Maracaibo. Para el posterior almacenamiento de la data de las muestras, se solicitará la colaboración voluntaria de la población y autoridades recalcándose la confidencialidad del estudio.

CAPITULO IV
MARCO ADMINISTRATIVO

RECURSOS HUMANOS

Nombre	Profesión	Institución	Cargo	Responsabilidad
ALF.AUX/VI Angélica Mujica	Estudiante de Medicina	Academia Militar de Medicina	Tesista	Autor
GM/VI Génesis Bolívar	Estudiante de Medicina	Academia Militar de Medicina	Tesista	Autor
Dr. Rafael Villalobos	Doctor en Ciencias Médicas	Academia Militar de Medicina Hospital Coromoto	Docente Investigador	Tutor académico y análisis estadístico
Dr. Ricardo Atencio	Doctor en Ciencias Biológicas	Academia Militar de Medicina Hospital Coromoto	Investigador	Tutor Metodológico

RECURSO MATERIALES
- Inyectadoras
- Algodón
- Alcohol
- Pruebas ELISA de cuarta generación, según disponibilidad

RECURSOS INSTITUCIONALES
- Banco de Sangre del Hospital Coromoto de Maracaibo
- Academia Militar de Medicina

CRONOGRAMA DE ACTIVIDADES

N°	ACTIVIDADES	FECHA
1	Recepción de Proyectos (Unidad de Investigación AMMED)	28/06/20-10/07/20
2	Revisión de proyectos (Comité Académico AMMED)	11/07/20-15/09/20
3	Entrega de la Aprobación de los proyectos a los tesistas (Comité Académico AMMED)	15/09/20-20/09/20
4	Designación de jurados (Unidad de Investigación AMMED)	20/09/20-25/09/20
5	Envío de proyectos a Comité de Bioética de los diferentes Hospitales (Unidad de Investigación AMMED)	25/09/20-30/09/20
6	Entrega de Avances (Planteamiento del problema, Marco Teórico, Marco Legal, Marco Metodológico)	15/11/20-30/11/20
7	Revisión de los avances (Unidad de Investigación AMMED)	01/12/20-10/12/20
8	Entrega de avances (Instrumento, Resultados, Discusión y Conclusiones)	20/01/21-30/01/21
9	Revisión de los avances (Unidad de investigación AMMED)	31/01/21-10/02/21
10	Entrega de manuscrito definitivo por parte de los Alféreces a la Unidad de Investigación	15/03/21-01/04/21
11	Entrega de los manuscritos a los jurados (Unidad de investigación AMMED)	01/04/21-15/04/21
12	Envío de las consideraciones del jurado evaluador	01/05/21-05/05/21
13	Entrega de correcciones a la unidad de investigación	20/05/21-25/05/21
14	Presentación del trabajo especial de grado	01/06/21-11/06/21

CAPITULO V
ANALISIS DE LOS RESULTADOS

Se estudió un total de 3846 donantes voluntarios durante el período 2019-2020, de los que se estimó un total de 133 serologías positivas para alguna de las pruebas de tamizaje realizadas en el Banco de Sangre del Hospital Coromoto, los cuales representaron 3,45% de la población donante en este período, como se señala en el gráfico N°1.

Gráfico N° 1: Población y Muestra

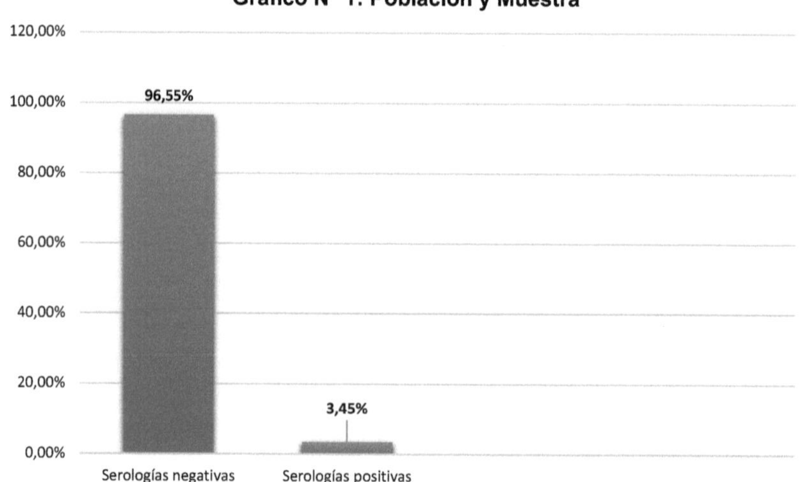

Fuente: Banco de Sangre del Hospital Coromoto de Maracaibo.

Siguiendo este orden de ideas, se documentaron 5 casos de donantes que resultaron positivos a más de una serología, lo que corresponde a un 0,13%. Como se describe en el gráfico n°2.

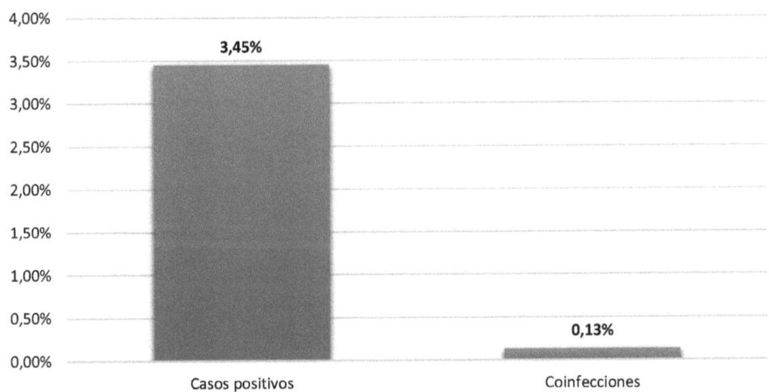

Fuente: Banco de Sangre del Hospital Coromoto de Maracaibo.

Asimismo, del total de sujetos estudiados, 128 resultaron positivos, a una o más serologías; con un total de 121 casos masculinos, lo que corresponde al 94,5%, a diferencia de los 7 casos femeninos restantes (5,5%), como se refleja en el gráfico N°3.

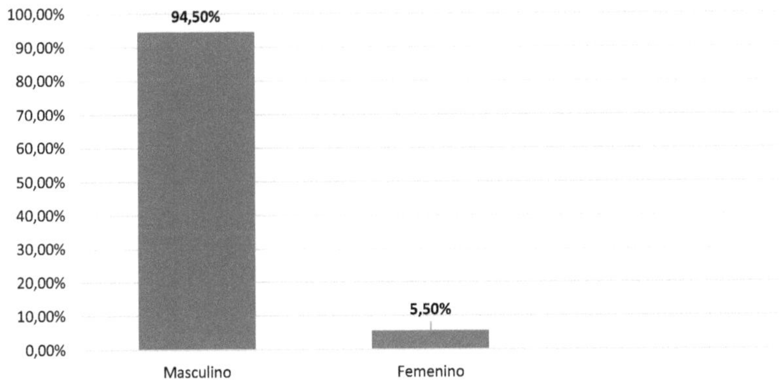

Fuente: Banco de Sangre del Hospital Coromoto de Maracaibo.

40

El gráfico n°4, expresa la distribución según cada grupo etario, en donde se refleja el mayor porcentaje de casos positivos (32%), en individuos de 36 a 45 años, lo cual corresponde a 41 casos; asimismo, es seguido por los grupos de 26 a 35 años y de 46 a 60 años, con un total de 35 casos cada uno (27,3%); y con 13,3% el grupo de 18 a 25 años, teniendo este último, 17 casos.

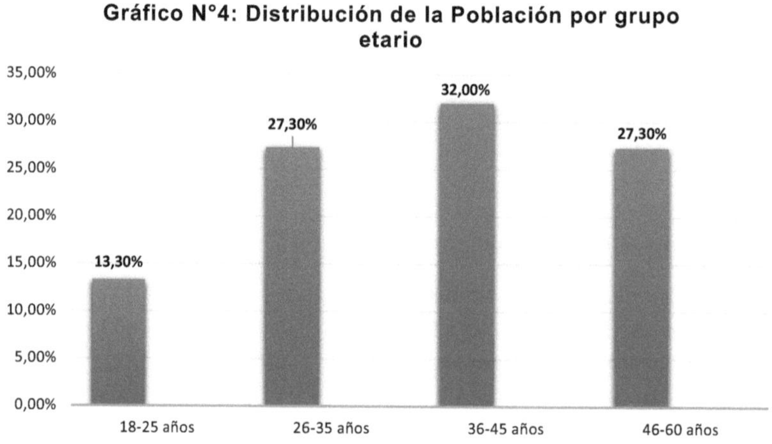

Gráfico N°4: Distribución de la Población por grupo etario

Fuente: Banco de Sangre del Hospital Coromoto de Maracaibo.

Con respecto al total de casos positivos para alguna de las serologías estudiadas según su procedencia, el municipio que tuvo mayor relevancia fue Maracaibo con 79 casos, que representan el 61,7% de la muestra total; seguido por Cabimas en el cual se encontraron 11 sujetos, que traduce a un 8,6%; en tercer lugar se encontró el municipio San Francisco con un total de 8 casos, siendo un 6,3%; seguidamente Santa Rita, Los Puertos y Mara con 5 , lo que equivale a un 3,9% cada uno; seguidamente Simón Bolívar, La Cañada y los procedentes de otros estados del país, tuvieron 3 casos, significando un 2,3%. El resto de los municipios señalados, alcanzaron 1 caso lo que equivale a un 0,8% de la muestra en estudio, como se describe en la gráfica n°5.

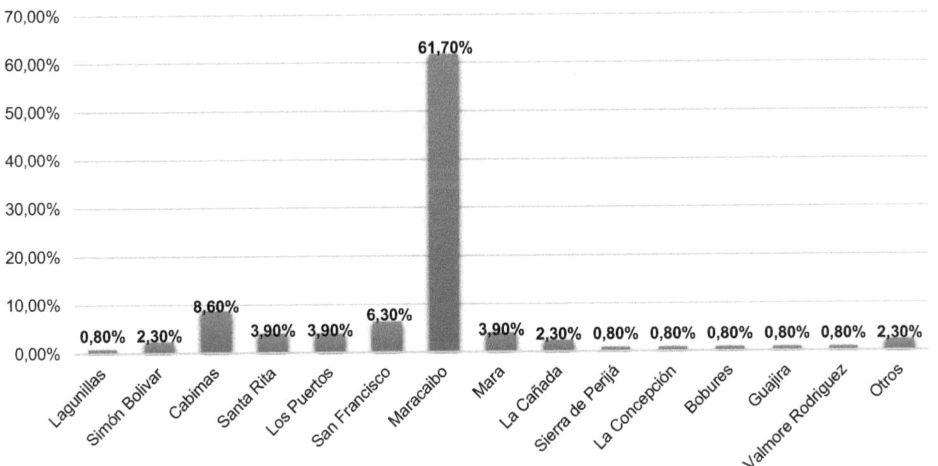

Fuente: Banco de sangre del Hospital Coromoto de Maracaibo.

En otro orden de ideas, del total de las muestras estudiadas, se obtuvo 133 serologías positivas (3,45%), representadas en la gráfica nº6, de los cuales 63 serologías correspondían a Sífilis (1,63%), obteniendo el mayor número de casos; 53 muestras para antiHBc (1,37%); 6 a VIH (0,15%); 4 casos con HbsAg (0,10%); 3 serologías tanto para Chagas como VHC (0,07%); y por último HTLV-1 con 1 caso (0,02%).

Gráfico Nº 6: Serología específica por patógeno

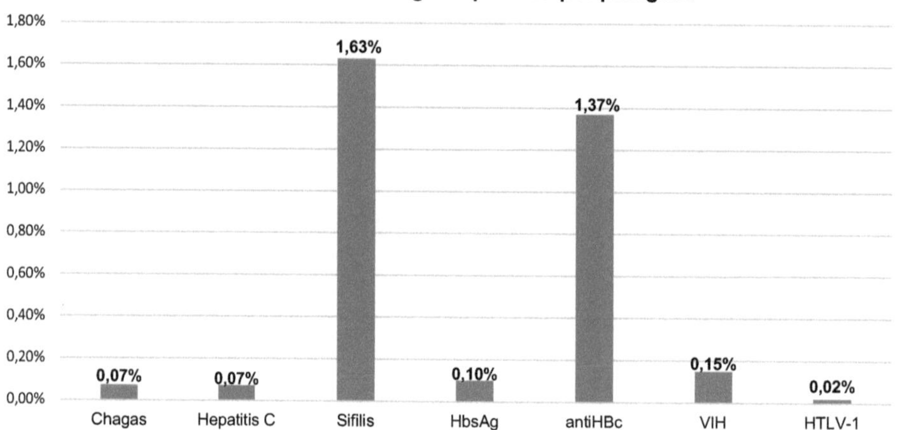

Fuente: Banco de sangre del Hospital Coromoto de Maracaibo.

CAPITULO VI

DISCUSIÓN, CONCLUSIONES Y RECOMENDACIONES

Es conocido que las transfusiones sanguíneas son un medio ampliamente utilizado en los diferentes servicios médicos para salvar o mejorar la calidad de vida del paciente que las recibe. Los bancos de sangre son los entes encargados de recibir y asegurar la correcta administración de la sangre proveniente de los donantes voluntarios que acuden a estas. El banco de sangre del Hospital Coromoto, debido a la gran demanda por parte de las especialidades, tanto médicas como quirúrgicas, que se desempeñan en este centro, maneja altas cantidades de donantes; sin embargo, la afluencia se vio disminuida considerablemente con respecto a los años anteriores, demostrado en los estudios previos realizados en esta institución quienes reportan un total de 12816 donantes en el periodo comprendido 2016-2017[13], y, 11976 donantes entre 2018-2019[11], a diferencia de los 3846 reflejados en este estudio.

De igual forma, se destaca la diferencia entre las cifras de cada género de los donantes que resultaron positivos a las serologías, donde el sexo masculino obtuvo el 94,5% de los casos, marcando una brecha significativa al 5,5% que representa el sexo femenino, pudiendo explicarse por la menor cantidad de mujeres donantes que cumplen con los criterios de inclusión, establecidos por la OMS.

Por otro lado, al estudiar la procedencia de los sujetos que resultaron positivos para alguna de las serologías, se encontró que la mayoría (60,1%) proviene del municipio Maracaibo, esto pudiendo ser explicado por la localización geográfica del Hospital Coromoto. En segundo lugar, se situó Cabimas (8,6%), gracias a que, al ser un municipio petrolero, y siendo este un hospital adscrito al Servicio de Sanidad de PDVSA (Petróleos De Venezuela Sociedad Anónima), la mayoría de los pacientes trabajadores de esta institución, son trasladados a este centro de salud.

En cuanto a las edades, se considera que el promedio es la media 38,7 ± 10,23 años; de igual manera, se observó que los más afectados se encuentran en el grupo etario de 36 a 45 años, con 32%; a diferencia de un estudio similar realizado en este centro hospitalario donde los donantes más afectados se encontraban entre los 18 y 40 años, con un 70%[13].

Teniendo en cuenta la importancia de las pruebas de tamizaje que incluyen las serologías para los patógenos que causan infecciones de transmisión sanguínea, las cuales, a pesar de ser enfermedades prevenibles, siguen teniendo una prevalencia significativa, como se encuentra descrito en este trabajo, donde el 3,45% de las serologías realizadas en el banco de sangre del Hospital Coromoto en el periodo 2019-2020, resultaron positivas para una o más de las pruebas; a diferencia de estudios anteriores, donde se obtuvo 2,85%[11].

Es necesario resaltar el hallazgo de 5 sujetos (0,13%), que resultaron positivos para dos pruebas serológicas, a diferencia de un trabajo realizado en esta institución durante el periodo 2018-2019[11], donde se documentaron 10 casos (0,08%).

En cuanto a las serologías específicas para cada patógeno estudiado, se registró que la mayor incidencia correspondía a sífilis (1,63%); lo que sugiere relación con el grupo etario más prevalente, al ser la población con mayor accesibilidad a los bancos de sangre, y que son sexualmente activos; teniendo resultados similares a trabajos realizados en este centro en años anteriores, donde a pesar de ocupar el segundo lugar en incidencia, se obtuvo 1,74%[13], así mismo en otro trabajo llevado a cabo en el estado Lara, en donde también ocupó el segundo lugar, pero con un menor porcentaje (0,61%)[12].

Con respecto a los marcadores utilizados para determinar el virus de la hepatitis B, se obtuvo mayor prevalencia de antiHBc (1,37%) comparado con HbsAg (0,10%) lo que se correlaciona con las prevalencias descritas en otros trabajos similares realizados en Venezuela, donde el HBsAg representaba el 0,66% de los casos, a diferencia del antiHBc con 5,34%[12].

Dentro de este marco, se obtuvieron resultados similares de VHC y Chagas con 0,07% de los casos estudiados para cada uno; a diferencia de otros trabajos realizados en Perú, en el 2015[16], en donde la prevalencia para Chagas fue del 0,25% y VHC 0,82%, y en el 2014[17], que reportó 0,24% para VHC, y 0% para Chagas. En este contexto, es necesario alertar a los entes de salud pública en lo concerniente a la monitorización de estos casos y prevención, haciendo énfasis en el correcto control sanitario de las zonas en riesgo.

A pesar de ser un virus infrecuente, se diagnosticó un caso de HTLV-1 (0,02%), sin embargo, no se cuenta con estudios donde se aprecie la prevalencia de este patógeno a nivel nacional; a diferencia de trabajos realizados en Colombia donde obtuvieron 10 casos (0,26%) [15].

Por lo anteriormente expuesto, se recomienda la aplicación de programas de promoción para la salud con la finalidad de incentivar la prevención de este tipo de entidades patógenas, y fortalecer los programas de educación sexual, ya que la mayoría de estas enfermedades pueden ser transmitidas por esta vía. Asimismo, hacer hincapié en la realización de pruebas de tamizaje a todos los individuos que acudan al banco de sangre del hospital Coromoto de Maracaibo para asegurar que el proceso se lleve a cabo de manera correcta.

REFERENCIAS BIBLIOGRÁFICAS

1- Reyesa C, Alcántar G. Evolución de la transfusión sanguínea. Revista de la Facultad de Medicina UNAM. 2012; *55*(1): 35-42.

2- Salazar M. Guías para la transfusión de sangre y sus componentes. Revista Panamericana de Salud Pública. 2003; 13: 183-190.

3- Montiel M, Arias J, Chávez M, Herrera O, Atencio M, Coronel K. Seroprevalencia de Sífilis en donantes del banco de sangre del Hospital universitario de Maracaibo. Periodo 2012-2014. Kasmera. 2016; 44(2): 88-97.

4- Blejer J, Carreras V, Salamone H. Riesgo de transmisión de infecciones por vía transfusional. Medicina (B. Aires). 2002; 62(3): 259-78.

5- Alcivar E. Demostrar la importancia de realizar el examen de hepatitis core y hepatitis B por quimioluminiscencia en donantes de sangre (Doctoral dissertation, Universidad de Guayaquil. Facultad de Ciencias Médicas. Carrera de Tecnología Médica). 2014.

6- Echavarría E. Estudio de anticuerpos contra el virus de la hepatitis C en donantes de sangre y grupos de alto riesgo. Acta Med Colomb. 1992; 17: 11-15.

7- Gómez M, Pérez N. Historia y teorías de la aparición del virus de la inmunodeficiencia humana. Revista cubana de medicina militar. 2009; 38(3-4)

8- Gotuzzo E, González E, Verdonck K, Mayer E, Ita F, Clark D. Veinte años de investigación sobre HTLV-1 y sus complicaciones médicas en el Perú: Perspectivas generales. Acta Médica Peruana. 2010; 27(3): 196-203. Recuperado de http://www.scielo.org.pe/scielo.php?script=sci_arttext&pid=S1728-59172010000300008&lng=es&tlng=pt.

9- García P, Grassi B, Fich F, Salvo A, Araya L, Abarzúa F. Diagnóstico de la infección por *Treponema pallidum* en pacientes con sífilis temprana y neurosífilis mediante reacción de la polimerasa en cadena. Revista chilena de infectología. 2011; 28(4): 310-315.

10-   Feliciangeli M. Control de la enfermedad de Chagas en Venezuela. Logros pasados y retos presentes. Interciencia. 2009; 34(6): 393-399.

11-   Montero, D. Coinfecciones en donantes de sangre en banco de sangre del Hospital Coromoto: 2018-2019. Maracaibo: Hospital Coromoto, Banco de sangre, Maracaibo- Venezuela, Facultad de medicina, Universidad del Zulia, Laboratorio Regional de Referencia Virológica; 2019.

12-   Vizcaya T. Prevalencia de infecciones transmisibles por transfusión en el sur del estado Lara, Venezuela. Kasmera. 2019; 47(1): 50-58. Recuperado de: https://produccioncientificaluz.org/index.php/kasmera/article/view/246 77

13-   Badaraco V. Factores de riesgo de infecciones de transmisión sexual en donantes de sangre del Hospital Coromoto de Maracaibo año 2016-2017". Maracaibo: Hospital Coromoto, Banco de sangre, Programa de especializaciones médicas UBV-HC; 2017

14-   Urrutia I. Seroprevalencia y características sociodemográficas de importancia en donantes de sangre con pruebas de tamizaje reactivas a los virus VHB, VHC y VIH, en el Banco Central de Sangre CMN La Raza. (Trabajo de grado de especialización). Universidad Nacional Autónoma de México, México. 2016. Recuperado de https://repositorio.unam.mx/contenidos/211305

15-   Daza N, Sánchez M, Vanegas T, Ortega I. Prevalencia de infecciones en donantes de sangre en la Universidad Industrial de Santander versus parques de la ciudad de Bucaramanga, 2014. Medicas UIS. 2016; 29(3): 55-60.

16-   Salas, P. Seroprevalencia de infecciones transmisibles por transfusión sanguínea Hospital Nacional Arzobispo Loayza 2011-2014 (Doctoral dissertation, Tesis para optar el título de especialista en Patología Clínica. Universidad San Martin de Porres). 2015.

17-   Concepción M, Concepción L, Marchena M, Estrada L. Frecuencia de marcadores serológicos de infecciones transmisibles por transfusión sanguínea en donantes voluntarios en un hospital de

Trujillo, Perú. Revista del Cuerpo Médico del Hospital Almanzor Aguinaga Asenjo. 2014.

18-   Moya J, Julcamanyan E. Seroprevalencia de marcadores infecciosos causantes de pérdidas de hemodonaciones en el Servicio de Banco de Sangre del Hospital Nacional Docente Madre Niño San Bartolomé de enero 2008 a diciembre del 2013. Horizonte Médico (Lima). 2014; 14(4): 6-14.

19-   Flores M. Prevalencia de hepatitis B en donantes de sangre total del Banco de Sangre del Hospital General Regional: 25 identificados a través de pruebas simultáneas de hbsag y anti-hbc. (Tesis de Licenciatura). Universidad Nacional Autónoma de México, México.   2014.   Recuperado   de https://repositorio.unam.mx/contenidos/130459

20-   Ortiz Á. Seroprevalencia de enfermedades infecciosas de transmisión sanguínea en donantes que asisten banco de sangre del hospital maternidad Enrique C. Sotomayor de enero 2006 a diciembre del 2012. 2014.

21-   Medina J. Enfermedades infecciosas transmitidas por transfusión. Panorama internacional y en México. Gac. Med. Mexico. 2014; *150*: 78-83.

22-   Rivero R. Transmisión de infecciones virales por la transfusión de sangre. Revista Cubana de Hematología, Inmunología y Hemoterapia. 2006; 22(2)

23-   Sánchez P, Sánchez M, Hernández S, Fariñas A. Vigilancia activa de enfermedades infecciosas en donantes de sangre. Revista Cubana de Hematología, Inmunología y Hemoterapia. 2013; 29(1): 82-89.

24-   Montoya C, Moreno M, Rugeles M. Reacciones y alteraciones del sistema inmune durante la infección por el VIH-1. Infection. 2006; 10(4): 250-265.

25-   Romero G. Hepatitis B. Gen. 2008; *62*(1): 68-73. Recuperado en   25   de   octubre   de   2020,   de http://ve.scielo.org/scielo.php?script=sci_arttext&pid=S0016-35032008000100019&lng=es&tlng=es.

26-   Dueñas S, Acosta N, Morales J, García W. Biología molecular del virus de la hepatitis C. Medicina interna de México. 2018; 34(3): 435-442. https://doi.org/10.24245/mim.v34i3.1903

27-   Odero M. Estudio de las características clínico-microbiológicas de los pacientes con sífilis en el HUVV (Málaga). 2017.

28-   Mitelman J, Descalzo A, Giménez L, Pesce R, Romero H, Auger S. Consenso de Enfermedad de Chagas-Mazza. Rev Argent Cardiol. 2011; 79(6): 544-64.

29-   Fariñas A, Dáger A. Sepsis y trastornos relacionados. MEDISAN. 2012; 16(6): 932-948. Recuperado en 25 de octubre de 2020, de http://scielo.sld.cu/scielo.php?script=sci_arttext&pid=S1029-30192012000600014&lng=es&tlng=es.

30-   Frenes P, Bouza M, Malpica S. Las enfermedades infecciosas y la transfusión de sangre. 2012

ANEXOS

Nº	Cédula	Edad	Sexo	Procedencia	Serología

Anexo 1: Instrumento de recolección de datos

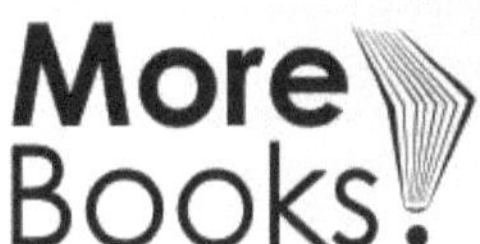

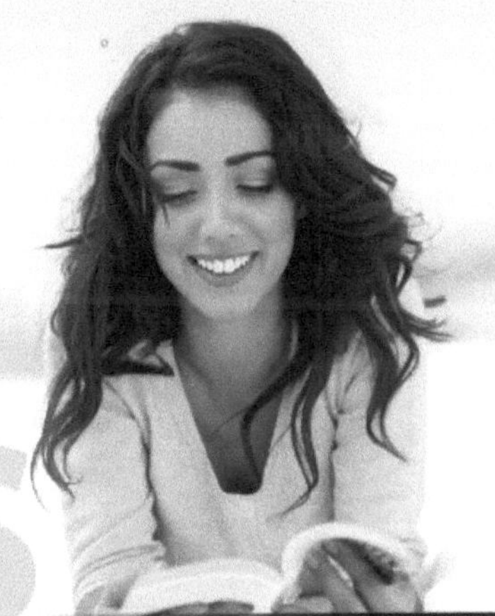

yes
I want morebooks!

Buy your books fast and straightforward online - at one of world's fastest growing online book stores! Environmentally sound due to Print-on-Demand technologies.

Buy your books online at
www.morebooks.shop

¡Compre sus libros rápido y directo en internet, en una de las librerías en línea con mayor crecimiento en el mundo! Producción que protege el medio ambiente a través de las tecnologías de impresión bajo demanda.

Compre sus libros online en
www.morebooks.shop

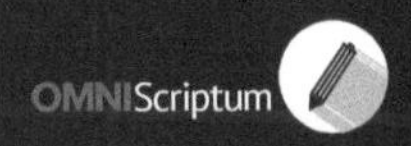

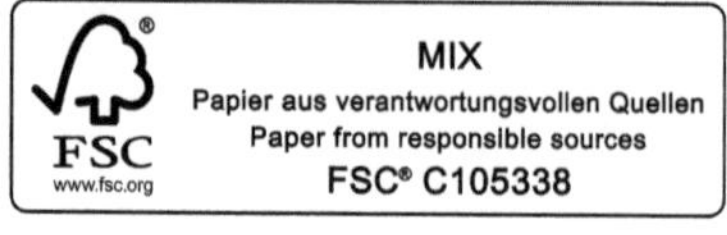

Printed by Books on Demand GmbH, Norderstedt / Germany